Psychiatrische und Nervenklinik der Charité, Berlin
Direktor: Professor Dr. *de Crinis*

Sulcus interparietalis

Inaugural-Dissertation

zur Erlangung des Medizinischen Doktorgrades

an der

Friedrich-Wilhelms-Universität zu Berlin

vorgelegt von

Liselotte Wunderlich
aus Berlin

am 23. Juni 1944

Gedruckt mit Genehmigung der Medizinischen Fakultät
der Universität Berlin

Dekan: Prof. Dr. *Rostock*
Referent: Prof. Dr. *de Crinis*

ISBN 978-3-662-28208-3   ISBN 978-3-662-29722-3 (eBook)
DOI 10.1007/978-3-662-29722-3

Sonderdruck aus
„Archiv für Psychiatrie und Nervenkrankheiten", 117. Band, 3. Heft
Springer-Verlag Berlin Heidelberg GmbH

(Aus der Universitäts-Nervenklinik der Charité [Direktor: Prof. Dr. *Max de Crinis*].)

Sulcus interparietalis.

Von

Liselotte Wunderlich.

Mit 22 Textabbildungen.

Der Begründer der modernen Cytoarchitektonik, der Wiener Psychiater *Meynert*, hatte bereits 1868 und 1872 auf die verschiedene Zellzusammensetzung der Großhirnrinde hingewiesen. In der Folgezeit wurde die Lokalisationsfrage in den Vordergrund gerückt und durch elektrobiologische und reizphysiologische Untersuchungen sichergestellt, daß jedem Rindengebiet eine bestimmte **physiologische Wertigkeit** zugeteilt werden kann (1870 *Fritsch, Hitzig*, 1874 *Munk, Meynert, Betz*). *Betz* war 1874 der erste, der die Großhirnrinde in ein vorderes motorisches und ein hinteres sensibles Gebiet einteilte, und wieder war es *Meynert*, der 1884 diese Ergebnisse über die Lokalisationen der Leistungen in bestimmten Gebieten der Großhirnrinde wesentlich erweitern konnte. Zunächst wandte sich die anatomisch-lokalisatorische Forschung einzelnen Gebieten zu, die durch ihre klinische Bedeutung besonders ausgezeichnet waren (vordere Zentralwindung, Hinterhauptslappen). Für die Cytoarchitektonik erwuchs aus dieser Lokalisationslehre die Aufgabe zu erforschen, ob bestimmte Zellstrukturen und -formationen für eine bestimmte Leistung typisch und wiederkehrend sind, insbesondere auch, ob die Spezialzellen eine Bedeutung für die spezifischen Leistungen besitzen. Diese Erkenntnis ist wichtig, einmal zur topographischen Orientierung, zum anderen, um rückwirkend bei Erkennung einer neuen Cortexgliederung bisher noch nicht festgestellte funktionelle Verschiedenheiten aufdecken zu können.

Dabei erkannte man, daß die individuelle Variationsbreite der normalen Strukturverhältnisse mitberücksichtigt werden mußte. Zu diesem Zweck bedurfte es noch eingehender Voruntersuchungen grobmorphologischer sowie cytoarchitektonischer und myeloarchitektonischer Art, um tieferen Einblick in die komplizierten Bauverhältnisse des Großhirns im Normalen zu erhalten. Wie *Rose* betont, besitzen wir auch heute noch keine Individualanatomie des Großhirns, da wir noch nicht die normalen Schwankungswerte der Großhirnmorphologie kennen.

In den letzten 70 Jahren wurden auf Grund cyto- und myeloarchitektonischer Forschung *(C. und O. Vogt, Campbell. Elliot Smith, Brodmann.*

v. Economo und *Koskinas)* die Hirnrinde in einzelne Areale eingeteilt. Diese Areale halten sich nun durchaus nicht an die grobmorphologischen Windungen und Furchen. Außerdem bietet jede Windung ein anderes Bild, je nachdem ob man ihren Grund, ihre Wandung oder ihre Kuppe betrachtet. Nach der Meinung von *v. Economo* und *Koskinas* stellt jede einzelne Windung ein eigenes Organ dar, das aus verschiedenen und verschieden gebauten Teilen besteht, denen im einzelnen eine ganz bestimmte physiologische Funktion zugeordnet werden kann.

Über die Bedeutung der einzelnen Schichten herrschen sehr verschiedene Ansichten *(Cajal, Kappers, Chr. Jakob, Nissl von Mayendorf, Brodmann, Vogt, Fines, A. Jakob, Marburg).* Allen gemeinsam ist die Meinung, daß die V. und VI. Schichten hauptsächlich als effektorische Schichten anzusprechen sind; dem entspricht, daß in dem sog. Koniocortex die V. Schicht ganz schwach entwickelt ist. In den Pyramidenzellen der V. und der III c-Schicht sieht man allgemein die Ursprungszellen der direkten Projektionsfaserung. Die Körnerzellen, die nach ihrer größeren Ausbreitung in der II. und IV. Schicht dem Koniocortex seinen Namen gegeben haben, spielen wohl eine Rolle bei den receptorischen Funktionen der Rinde. Wenn man von diesem Gedanken ausgeht, dann gewinnt die jeweilige Größe der Windung, ihr Verlauf, ihr Zusammenhang mit anderen Windungen durch sog. Brückenwindungen eine ganz neue Bedeutung, die wir allerdings heute noch nicht ermessen können.

Ebenso harren noch der Lösung die Fragen über die Bedeutung der bilateralen Asymmetrie der Großhirnwindungen. Fast jedes Gehirn weist im makroskopischen Vergleich der rechten mit der linken Hemisphäre eine Asymmetrie auf. Wenn man indessen nur die Hauptfurchen betrachtet, kann man wohl immer die Asymmetrie auf ein einfaches klares Windungsbild zurückführen. *Landau* u. a. sehen die bilateralen Asymmetrien als Folge sekundärer Wachstumsunterschiede auf dem Boden einer ursprünglich symmetrischen Anlage der Furchen und Windungen an beiden Hemisphären an. Aber nicht nur für die Frage des höher differenzierten Menschen, sondern auch in Hinblick auf die Bedeutung bei krankhaft veranlagten Persönlichkeiten ist die Frage der bilateralen Asymmetrie im Oberflächenrelief von Interesse.

In der vorliegenden Arbeit wollen wir versuchen, einen Beitrag zu der Anatomie und Cytoarchitektonik des Sulcus interparietalis zu liefern, einem Gebiet, von dem wir vom klinischen Standpunkt aus keine genauen Angaben machen können, weil im Augenblick die Ergebnisse der Cytoarchitektonik durch die Physiologie nicht voll ausgewertet werden können, und im allgemeinen die Anatomie und Cytoarchitektonik der Physiologie vorauseilen. In den folgenden Kapiteln werden die Entwicklungsgeschichte, die makroskopische und mikroskopische Anatomie des Sulcus interparietalis behandelt werden. Die Physiologie stützt sich im wesentlichen auf die anatomo-klinische Beobachtung. Diese ist auf die Symptomatik der Tumoren, auf die Erscheinungen bei umschriebenen Gefäßprozessen und Hirnverletzungen angewiesen. Da die Schädigungen sich kaum auf ein Gebiet beschränken, das eine anatomische Einheit etwa im Sinne eines cytoarchitektonischen Feldes bildet, sind die Ergebnisse aus diesen Studien nur sehr bedingt zu verwerten und umstritten. In dem Kapitel über die Physiologie werden wir daher nur in großen Zügen auf die in der Literatur angegebenen Erscheinungsbilder bei pathologischen Prozessen eingehen.

Entwicklungsgeschichte des Sulcus interparietalis [1].

Bei den Monotremen (Kloakentiere), Marsupialiern (Beuteltiere), Insectivoren (Insektenfresser) und Rodentien (Nagetiere) ist die Oberfläche des Gehirns fast vollkommen glatt. Bei den übrigen Säugetieren führt das Wachstum der Hirnrinde zur Einfaltung und so zur Ausbildung von Gyri und Sulci. Doch auch schon auf den Gehirnen einiger Marsupialier, z. B. bei Macropus (Känguruh), und der Ungulaten (Huftiere) ist

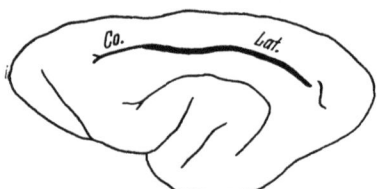

Abb. 1 (Carnivoren). Paradoxurus musanga (Musang). *Co* Fissura coronalis. *Lat* Fissura lateralis.

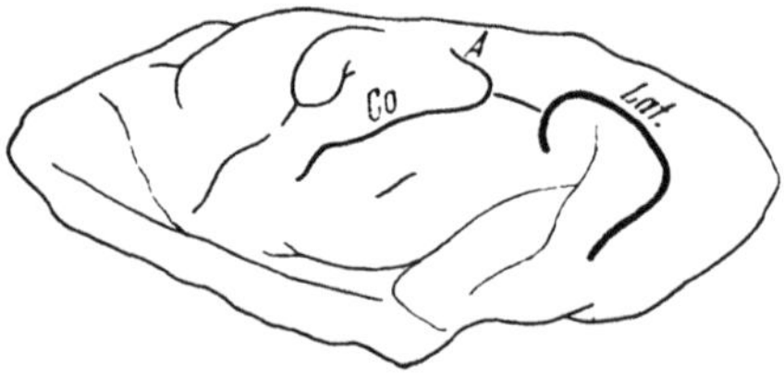

Abb. 2 (Carnivoren). Lutra vulgaris (Fischotter). *Co* Fissura coronalis. *A* Fissura ansata. *Lat* Fissura lateralis.

im hinteren Abschnitt des Großhirnmantels auf der Konvexität eine Längsfurche ausgebildet, der Sulcus lateralis. Dieser reicht von der Medianfurche ausgehend schräg nach caudal bis zum Occipitallappen und grenzt ventral an die Fissura ansata und dorsal an die Fissura occipitalis inferior.

Bei den Carnivoren ist der Sulcus lateralis noch weiter entwickelt. Eine vordere Verbindung zur Fissura coronalis, wie sie bei manchen Ungulaten vorkommt, besteht nur noch bei den kleinen Carnivoren (Abb. 1 und 2).

Bei den großen Carnivoren (Katzen) fehlt sie, hier anastomosiert der Sulcus lateralis mit der Fissura ansata (Abb. 3).

(Aus der Verbindung der Fissura coronalis und der Fissura ansata bildet sich später der Sulcus centralis).

Caudal-ventral wird der Sulcus lateralis bei den großen Carnivoren durch den Sulcus postlateralis fortgesetzt. Dieser kann sich auch selbständig weiter entwickeln, so daß er unabhängig von der Fissura lateralis die vordere Grenze des Occipitallappens bildet (Abb. 4).

Bei den Prosimiae (Halbaffen) ist die Fissura lateralis einfach. Sie zeigt im Gegensatz zu den Carnivoren rein sagittalen Verlauf (Abb. 5).

Aus dem Lateralis-Postlateralis-System der großen Carnivoren bilden sich bei den Primaten (Herrentiere) drei Furchen, indem eine der Fissura

---

[1] Die Abb. 1—7 sind entnommen aus: *Ariens Kappers:* Vergleichende Anatomie des Nervensystems der Wirbeltiere und der Menschen. Haarlem: de Erven S. Bohn 1920. Zur besseren Übersicht sind die für uns unwesentlichen Furchen fortgelassen und der Sulcus interparietalis durch Verstärkung hervorgehoben.

postlateralis analoge Furche als Sulcus lunatus auftritt, während die Fissura lateralis in ihrem hinteren sagittalen Verlauf als Sulcus interparietalis und frontal niederbiegend als Sulcus postcentralis inferior unterschieden werden kann.

Der Sulcus interparietalis verläuft caudal bis in Höhe des Sulcus parieto-occipitalis und endet dorsal oft mit einer Querfurche, die bei den höheren Primaten dem Sulcus occipitalis transversus entspricht (s. Abb. 6). Eine dieser Furche entsprechende Querfurche des hinteren Endes der Fissura lateralis findet sich auch auf dem Gehirn vom Zibethailurus pardalis (s. auch Abb. 4). Das vordere Ende der Fissura lateralis liegt

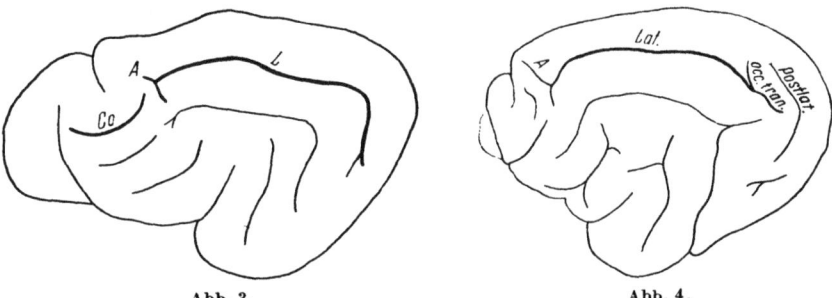

Abb. 3.   Abb. 4.

Abb. 3. Felis domestica. *A* Fissura ansata. *Co* Fissura coronalis. *L* Fissura lateralis.
Abb. 4. Zibethailurus pardalis (Zibet) (Carnivoren). *A* Fissura ansata. *Lat* Fissura lateralis. *Occ. tran.* Fissura occipitalis transversus. *Postlat.* Fissura postlateralis.

bei den Prosimiae noch nahe der Fissura centralis. Bei den Affen ist der frontale Teil von der Fissura centralis immer isoliert. Die Windung, die den Sulcus interparietalis von dem Sulcus centralis trennt, heißt Gyrus postcentralis. Nach hinten wird diese Windung durch den Sulcus postcentralis superior abgetrennt (Abb. 7).

Damit ist erstmalig in der Tierreihe bei den höheren Affen der Parietallappen vom Gyrus postcentralis geschieden.

Dorsalwärts grenzt der Sulcus interparietalis an den Occipitallappen. Parietal- und Occipitallappen sind zwar durch den Sulcus lunatus getrennt, aber oberhalb und unterhalb durch Windungen verbunden, den *Gratiolet*schen Windungen. Bei allen katarrhinen Affen (Affen der Alten Welt) werden der Sulcus lunatus und das hintere Ende des Sulcus interparietalis verschmolzen. Das muß aber als sekundärer Zustand bezeichnet werden, der nur auftritt, wenn durch übermäßiges Wachstum des Occipitallappens die Übergangswindungen operkularisiert werden wie bei den Ateliden oder, wie beim Menschen, wenn sie sich selbst mehr entwickeln (Wachstums-Antagonismus zwischen Occipital- und Parietallappen, *Cunningham*).

Bei den Ateliden nun werden durch die zunehmende Vergrößerung des Occipitallappens die vor diesem liegenden Windungen und Furchen

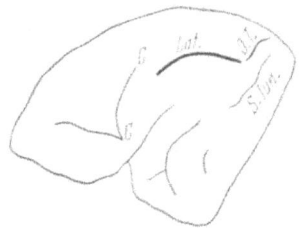

Abb. 5.

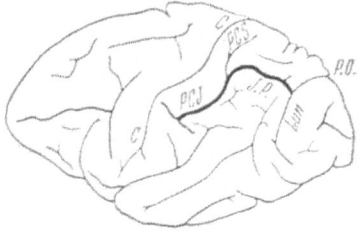

Abb. 6.

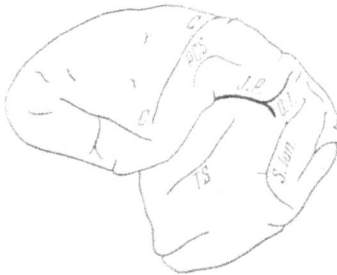

Abb. 7.

Abb. 5. Lemur varius (Halbaffe). *C* Fiss. centralis. *Lat.* Fiss. lateralis. *O.T.* Fiss. occipitalis transvers. *S.lun.* Sulcus lunatus.

Abb. 6. Schimpanse. *C* Sulcus centralis. *I.P.* Sulcus interparietalis. *PCS* Sulcus postcentralis superior. *PCI* Sulcus postcentralis inferior. *Lun* Sulcus lunatus. *P.O.* Sulcus parieto-occipitalis.

Abb. 7. Ateles ater (Affe). *I.P.* Sulcus interparietalis. *OT* Sulcus occipitalis transversus. *PCS* Sulcus postcentralis superior. *C* Sulcus centralis. *S.lun.* Sulcus lunatus. *T.S.* Sulcus temporalis superior.

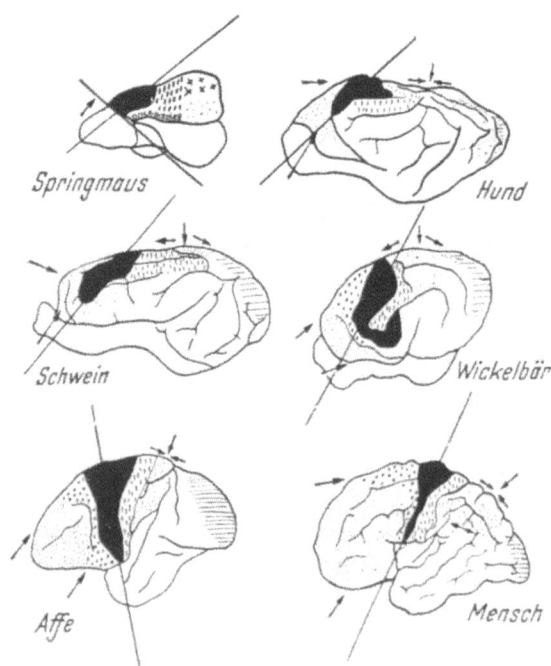

Abb. 8.

bedeckt (operkularisiert). Bei den anthropoiden Affen, z. B. beim Schimpansen, nimmt der hintere Parietallappen langsam an Größe zu, so daß die Übergangswindungen zum Teil wieder an der Oberfläche erscheinen. Erst beim Menschen kommt der hintere Parietallappen zu seiner vollen Entfaltung, so daß alle operkularisierten Windungen wieder auftauchen.

Auch beim Menschen, z. B. bei den Indonesiern, findet man die ateloide Form.

Die starke Zunahme der parietalen Region ist eines der maßgebenden Momente für die so auffallende Änderung der Hirnform von der abgeflachten länglichen bei den niederen Mammaliern zu der halbkreisförmigen dorsalen Wölbung beim Menschen. Das zweite Moment, das *de Crinis* in einer bisher unveröffentlichten Arbeit betont und in der Abb. 8 zur Darstellung bringt, ist die progressive Entwicklung des präfrontalen Abschnittes des Großhirnes in Höhe und Breite.

Als richtunggebend für diese Änderung kann die Achse des Sulcus centralis angesehen werden. Sein zunächst spitzer Winkel, den die Achse mit der Basis bildet, wird allmählich in der Reihe der Mammalier größer, bis er bei manchen Affen sogar ein stumpfer Winkel wird. Beim Menschen tritt die Entwicklung der frontalen Region wieder mehr in den Vordergrund, die Area striata wird auf die mediale Fläche zurückgedrängt, und die Parietalregion entwickelt sich gewaltig; besonders treten jetzt der Gyrus circumflexus (früher supramarginalis) und der Gyrus angularis neu auf. Diese verschiedenen Wachstumskomponenten führen dann zu dem endgültigen Verlauf der leicht schräg nach dorsal geneigten Achse des Sulcus centralis.

Makroskopische Anatomie des Sulcus interparietalis.

Beim Menschen ist der Sulcus interparietalis schon am Gehirn des 6 Monate alten Fetus erkennbar und besteht häufig aus zwei oder mehr getrennten Furchen. Er wurde für das menschliche Gehirn erstmalig von *Turner* und *Pansch* beschrieben. Er besitzt beim Erwachsenen eine beträchtliche Länge von 5,5—6,0 cm und eine durchschnittliche Tiefe von 2,0—2,5 cm. Seine Gestaltung ist außerordentlich variabel, sowohl was den Ursprung als auch was seinen ganzen Verlauf betrifft. In der einen Hälfte der Fälle verläuft er kontinuierlich, in der anderen Hälfte besteht er aus mehreren Teilstücken. Im ersten Falle kann er bereits in seinem Beginn stark variieren. Teils hängt er mit dem Gyrus postcentralis zusammen, teils beginnt er selbständig hinter dem oberen Ende des Sulcus postcentralis mit einer Gabelung. Dieser Sulcus postcentralis verläuft parallel dem Sulcus centralis gegen die Mantelkante, ohne sie aber zu erreichen, bald einheitlich, bald in zwei selbständigen Teilen, dem Sulcus postcentralis superior und inferior. Beide Teile können für sich bestehen. Mitunter erscheint es von der Oberfläche her gesehen, als ob der Sulcus postcentralis superior in den Sulcus interparietalis übergeht, dort wo dieser aus der queren in die Längsrichtung umbiegt. Indessen sind beide Furchen fast immer durch eine schmale, in der Tiefe gelegene Übergangswindung getrennt.

Durch Verbindung des Sulcus interparietalis mit einer oder beiden Zentralfurchen entsteht ein Furchenstern. Weiterhin verläuft der Sulcus interparietalis parallel dem Sulcus centralis, aufsteigend in weichem, median konvexen Bogen nach hinten und schräg medianwärts gegen das laterale Ende des Sulcus parieto-occipitalis zu, erreicht diesen aber nicht, sondern wird durch den Gyrus occipitalis primus, der zwischen beiden Spalten vom Scheitellappen zum Hinterhauptslappen läuft, von ihm getrennt. Er zieht dann ziemlich parallel mit dem oberen medialen Rand der Hemisphäre nach hinten und mündet in der Mehrzahl der Fälle in den Sulcus occipitalis transversus ein. Mitunter setzt er sich quer durch den Sulcus occipitalis transversus als Sulcus occipitalis superior nach hinten fort. Oft aber endet er einfach oder strahlig inmitten des Occipitallappens oder erreicht, ohne von seiner ursprünglichen Richtung abzuweichen, fast die Spitze des Occipitallappens.

Das uns zur Untersuchung vorliegende Material besteht aus 26 Gehirnen von Personen, die weder an neurologischen noch an psychischen Erkrankungen ad exitum letalem gekommen waren. Für die Überlassung des Materials und des Themas möchte ich an dieser Stelle Herrn Prof. Dr. *de Crinis* ergebenst danken. Die Untersuchungen wurden im histologischen Laboratorium der Psychiatrischen und Nervenklinik der Charité Berlin angestellt. Die Gehirne wurden sofort nach der Sektion photographiert, zum Teil wurden auch Gipsabdrücke für spätere Moulagen angefertigt.

Von diesen 26 Gehirnen zeigen 10 in beiden Hemisphären einen einheitlichen Verlauf des Sulcus interparietalis. *V. Economo* und *Koskinas* erwähnen, daß im Sulcus interparietalis selbst Teile des oberen Scheitelläppchens oft vom unteren Scheitelläppchen operculumartig überdeckt sind. *Wir können an unserem Material Querwindungen auffinden, die wir als „operkularisierte" bezeichnen* (operculum = das Deckelchen), und zwar sowohl im oberen als auch im unteren Scheitelläppchen, zusammen 13mal. Hierbei ist die Zahl und Anordnung dieser operkularisierten Querwindungen ganz verschieden: sie können im vorderen, im mittleren und im hinteren Teil des Sulcus liegen. In der rechten Oberlippe waren sie 2mal, in der linken Oberlippe 5mal, in der rechten Unterlippe 4mal und in der linken Unterlippe 2mal vorhanden. Irgendeine gesetzmäßige Zuordnung zu einer hohen oder niedrigen Zahl wohlausgebildeter Querwindungen an demselben Gehirn oder eine Bevorzugung der rechten oder der linken Seite lassen sich nicht feststellen. Weder in der älteren noch in der neueren Literatur finden sich Angaben über diese operkularisierten Windungen, noch über ihren Aufbau und ihre physiologische Bedeutung.

In den Fällen, in denen der Sulcus interparietalis aus mehreren Teilstücken besteht, ziehen Brücken vom oberen zum unteren Lobulus parietalis hinüber.

In der Ausbildung der interparietalen Brücken findet sich ein Unterschied bei den Gehirnen verschiedener Rassen. Nach *Weinberg* und *Eberstaller* herrscht bei Russen und Italienern die einfache ununterbrochene Form des Sulcus interparietalis vor, im Ostseegebiet im Gegensatz dazu die durch Brücken unterbrochene Form.

Nach den Untersuchungen von *Wernicke* ist das Unterbrochensein die Norm; die Form des Sulcus interparietalis würde durch mindestens 1, meistens

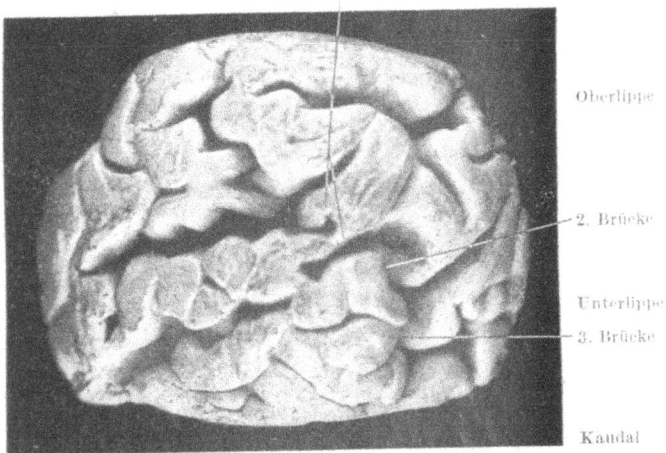

Abb. 9. Fall 4294 rechts. Photographie nach Moulage. ⁴⁄₅ der natürlichen Größe. Die umgebenden Hirnteile sind beim Gipsabdruck fortgelassen.

2 oberflächliche Brücken verwischt. Derselben Ansicht ist *Richter*, während *Ecker* die Überbrückungen nur manchmal findet.

Bei unserem Material finden sich bei 52 Sulci 11 interparietale Brücken, und zwar rechts 6 und links 6 (einmal sind an einem Sulcus 2 Brücken vorhanden, Fall 13 rechts), die den Sulcus in verschiedene Abteilungen aufsplittern. Die Anordnung der Brücken ist ganz uneinheitlich: 2mal winden sie sich im vorderen, 4mal im mittleren und 6mal im hinteren Teil des Sulcus von der Oberlippe zur Unterlippe hinüber.

Ein Sulcus (Fall 7 links) bietet folgende Besonderheit: er zeigt eine Brücke, die sich von der Oberlippe zur Unterlippe zu in zwei Äste aufteilt.

An 11 Sulci waren außerdem die Brücken operkularisiert, und zwar rechts 10, links 5: im vorderen Anteil 2, im mittleren 6, im hinteren 7. An einem Gehirn (Fall 6) fanden sich sowohl auf der rechten wie auch auf der linken Hemisphäre je zwei operkularisierte Brücken.

Abb. 9 zeigt einen besonders eigenartigen Verlauf interparietaler Brücken an Fall 4294 rechts: im hinteren Teil 3 Brücken, von denen die erste in ihrem vorderen Anteil operkularisiert ist, in ihrem hinteren Anteil nicht, desgleichen sind die beiden hinteren Brücken operkularisiert.

Die Gestalt des Sulcus interparietalis beeinflußt im wesentlichen die Form des oberen und des unteren Lobulus parietalis. Denn in der Regel ist der Sulcus mehr oder weniger reichlich mit seitlichen Ästchen ausgestattet, die sowohl nach oben als auch nach unten sich abzweigen. Die Abb. 10 zeigt eine Anordnung der Seitenäste, die wir auf Grund von

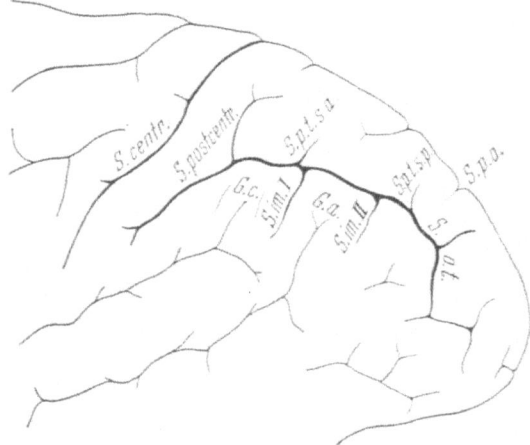

Abb. 10. *S. centr.* Sulcus centralis. *S. postcentr.* Sulcus postcentralis. *S. im. I* Sulcus intermedius primus. *S. im. II* Sulcus intermedius secundus. *S.p.t.s.a.* Sulcus parietalis transversus superior anterior. *S.p.t.s.p.* Sulcus parietalis transversus superior posterior. *S.o.t.* Sulcus occipitalis transversus. *S.p.o.* Sulcus parieto-occipitalis. *G.c.* Gyrus circumflexus (supramarginalis). *G.a.* Gyrus angularis.

Befunden an verschiedenen Gehirnen aufgestellt haben, die aber an einem einzigen Gehirn kaum zur Ausbildung kommen dürften.

Die Ausbildung von Seitenästchen im Lobulus parietalis superior wird in der Literatur verschieden beschrieben: Als nahezu konstant soll ein ganz kurzer Seitenast dicht vor dem Sulcus parieto-occipitalis gegen die Mantelkante ziehen, der Sulcus parietalis transversus *(Brissaud)*. *Eberstaller* beschreibt einen Sulcus parietalis transversus superior posterior und *Weinberg* einen Sulcus parietalis transversus superior anterior, die beide den Gyrus parietalis superior in querer oder etwas schräger Richtung durchfurchen. Dieser vordere Sulcus ist oft selbständig entwickelt.

An unserem Material, das also 52 Sulci umfaßt, liegt 22mal 1 Seitenast, also 2 Querwindungen, vor, und zwar 14mal rechts und 8mal links. 2 Seitenästchen, also 3 Querwindungen sind 19mal vorhanden (8mal rechts und 11mal links). Auffallend ist lediglich, daß in der rechten Oberlippe die hintere Querwindung seltener als die beiden vorderen im Verhältnis zur linken Oberlippe ausgebildet ist: die Summe der Querwindungen in der rechten Oberlippe beträgt 26 vordere, 25 mittlere und nur 15 hintere, in der linken Oberlippe 20 vordere, 23 mittlere, aber 22 hintere. Außer diesen häufigen Querwindungen sind 4mal (Fall 7, 4294 rechts, Fall 17, 4294 links) noch eine, 2mal (Fall 24 rechts, Fall 4 links) noch 2 kleinere Querwindungen regellos zusätzlich dazwischengeschaltet. Einmal zeigt die Oberlippe keinerlei Nebensulci. Nach unten zweigen sich meist 2 Furchen ab, der Sulcus intermedius primus *(Jensen)* und der Sulcus intermedius secundus *(Eberstaller)*. Der Sulcus intermedius primus verläuft hinter dem aufsteigenden Endast des Ramus posterior fissurae cerebri lateralis und bildet oft die Verlängerung des Sulcus parietalis transversus der Oberlippe. Er kann so stark entwickelt sein, daß er eine Verbindung des Sulcus interparietalis mit dem aufsteigenden Ast des Sulcus temporalis superior eingeht *(Weinberg)*.

Der Sulcus intermedius secundus zweigt sich weiter hinten ab und verläuft also hinter dem aufsteigenden Ast des Sulcus temporalis superior.

Beide Sulci können auch als selbständige Furchen bestehen (bei unserem Material 1mal); hier ist keine Querwindung ausgebildet. Zwischen dem aufsteigenden Ast der Fissura cerebri lateralis und dem Sulcus intermedius primus liegt der Gyrus circumflexus (früher: supramarginalis), zwischen dem Sulcus intermedius primus und dem Sulcus intermedius secundus der Gyrus angularis. In der Mehrzahl unserer Sulci sind ebenfalls 3 Querwindungen vertreten, und zwar 28mal (rechts 14 und links 14), 2 Querwindungen 13mal (rechts 8 und links 5). Eine einzige Querwindung findet sich rechts 1mal, links 3mal. In ihrer Anordnung verteilen sie sich folgendermaßen:

Rechts 25 vordere, 21 mittlere, 16 hintere Querwindungen. Links 28 vordere, 19 mittlere, 23 hintere Querwindungen. Durchschnittlich finden sich also 2—3 Querwindungen in der Ober- und Unterlippe beider Hemisphären. Auffällig sind Abweichungen nach oben und nach unten.

Abb. 11 von Fall 4 links zeigt einen besonders windungsreichen Sulcus: Oberlippe 5, Unterlippe 5 Querwindungen, die 2. Querwindung ist außerdem in sich geteilt (s. auch Abb. 9 vom Fall 4294 rechts).

Im Gegensatz dazu fällt der Sulcus des Falles 5 rechts — Abb. 12 — wegen seiner Querwindungsarmut auf: in der Oberlippe eine Querwindung, in der Unterlippe eine operkularisierte Querwindung.

Zusammenfassend ist zu bemerken, daß bei einem Vergleich der rechten mit der linken Hemisphäre die starke Variabilität auffällt in bezug auf die Ausbildung der Querwindungen, der operkularisierten Querwindungen und der intraparietalen Brücken. Dadurch ist auch der Verlauf des Sulcus interparietalis selbst weitgehend abweichend gestaltet. Ob aus dem Befunde eines besonderen Windungsreichtums bzw. einer Windungsarmut des Scheitellappens Beziehungen zwischen diesem und den Fähigkeiten des betreffenden Menschen angestellt werden dürfen, wird in der Literatur teils zustimmend, teils ablehnend beurteilt.

Rose ist der Meinung, daß es mehr einem Gefühl als einer wissenschaftlichen Überzeugung entspricht, wenn wir auch heute noch aus dem grobmorphologischen

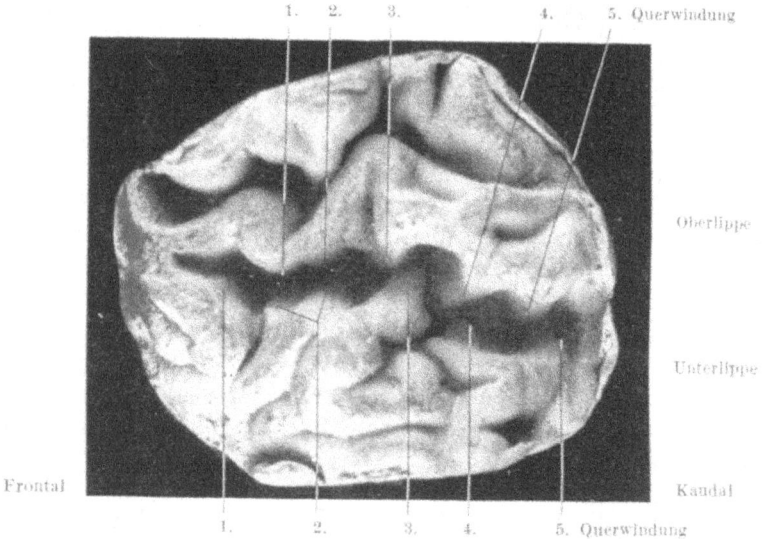

Abb. 11. Fall 4 links. Photographie nach Moulage. ⁴⁄₅ der natürlichen Größe.

Windungsbau eines Gehirns uns gewisse Schlüsse erlauben auf die geistige Eigenart des Trägers, und wenn wir ein reicher gefurchtes Gehirn für ein besser organisiertes

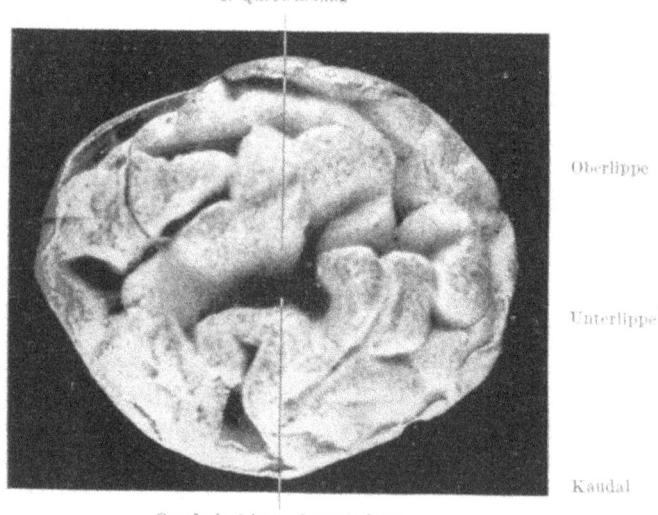

Abb. 12. Fall 5 rechts. Photographie nach Moulage. ⁴⁄₅ der natürlichen Größe.

halten als ein solches von relativ einfachem Windungstyp. So kennt er Idiotengehirne, die sich bei normalem Gewicht und normaler Windungslage durch

Einfachheit und Plumpheit der Windungen auszeichnen und sonst keine spezifisch histologischen Veränderungen bieten. In dieser Richtung stellte *R. Wagner* (1861) Untersuchungen an, auf Grund derer er betonte, daß weder das Hirngewicht noch der Reichtum und die Kompliziertheit der Windungen für größere Leistungen des Geistes maßgebend sind. Es folgten dann die Untersuchungen von *Duval* (über das Gehirn von Gambetta mit der doppelten *Broca*schen Windung) und von *Hansemann* (über die Gehirne von Helmholtz, Mommsen, Bunsen, Menzel). Sie kommen zu der Überzeugung, daß bei einem ungewöhnlich begabten Menschen eine reichere Gliederung besonders der Assoziationszentren zu finden ist. Aber umgekehrt könne man nicht aus einer solchen Gliederung auf die geistige Betätigung eines Menschen schließen. Zu ähnlichen Ergebnissen kamen *v. Bechterew* und *Weinberg*, die das Gehirn des Chemikers Mendelejew untersuchten, bei dem sie eine besonders starke Ausbildung der Sprach- und Parietalregion der linken Seite fanden. Auch *Horsley*, der das Gehirn des englichen Philosophen Babbage untersuchte, bringt den Windungsreichtum und den Intellekt in näheren Zusammenhang. Skeptisch stehen diesen Schlußfolgerungen *Sernow*, *Stieda* und *Kohlbrugge* gegenüber.

Mikroskopische Anatomie des Sulcus interparietalis.

Die makroskopische Ausbildung des Sulcus interparietalis unterliegt nach dem oben Ausgeführten großen individuellen Schwankungen. Mikroskopisch ist infolgedessen eine genaue Zuteilung zu der einen oder der anderen Formation hier besonders schwierig und von der subjektiven Betrachtung der Untersucher abhängig. Bereits *Betz* (1874) hat die Ähnlichkeit der Formation des oberen Scheitelläppchens mit der der hinteren Zentralwindung und sie für zusammengehörig erkannt.

1903 beschrieb *Flechsig* in der ersten Parietalwindung ein Feld (Nr. 13) im Sulcus interparietalis, das sich durch frühzeitige Entwicklung seiner Markscheiden auszeichnet, so daß *Flechsig* es zu den Primordialfeldern, den Sinnesfeldern, stellte. Bei allen annähernd reif geborenen Früchten waren hier bis tief in die Rinde hinein markhaltige Faserbündel nachweisbar. Weiter zählte *Flechsig* noch zu den Primordialgebieten ein Feld 9 wegen seiner frühen Myelinisierung, das wohl mit dem später zu beschreibenden Feld P E γ identisch ist oder dem P A$_2$ entspricht.

Campbell beschrieb 1905 die Ähnlichkeit der oberen Parietalregion mit der Formation der Hinterwand des Gyrus postcentralis. Die beiden Areale des unteren Parietallappens (Gyrus circumflexus,[früher :supramarginalis] und Gyrus angularis) faßt er zusammen zu einem einzigen Felde seiner ,,common temporal area''. An etwa derselben Stelle wie *Flechsig* fand *Elliot Smith* (1907) eine streifenförmige Zone, die den Sulcus interparietalis in seiner ganzen Länge umgibt und die strukturell eine gewisse Verwandtschaft zwischen dem sensorischen postcentralen und dem visuellen occipitalen Gebiet aufweist. Er nannte diesen Streifen daher ,,sensory-visual band''. Ferner konnte er im Gyrus parietalis superior ein vom Gyrus parietalis inferior abweichendes Markbild aufdecken. Im Gyrus parietalis superior sind beide *Baillarger*schen Streifen (Tangentialfasern in der 4. und 5. Schicht) breiter und dichter als im Gyrus parietalis inferior. Besonders dicht erscheinen die *Baillarger*schen Streifen an der Oberlippe des Sulcus interparietalis.

Brodmann (1909) versieht die Areale mit Ziffern entsprechend ihrer frühen oder späten Markreife wie *Flechsig* und beschreibt die Regio parietalis inferior als Feld 39 und Feld 40 (Gyrus angularis und Gyrus circumflexus). Er betrachtet also auch das obere Scheitelläppchen als frühmarkreif.

Da *Brodmanns* Untersuchungen der partietalen Regionen sich auf das Affengehirn beschränken, sich aber gerade diese Gebiete beim Menschen in der Entwicklung weitgehend unterscheiden, lassen sich kaum Rückschlüsse ziehen. Aber auch er läßt seine Area postcentralis caudalis sich nach hinten auf beide Wände des Sulcus interparietalis und nach unten auch auf die Vorderwand des Gyrus circumflexus fortsetzen. Er unterscheidet im oberen Scheitelläppchen eine Area parietalis anterior von einer posterior, führt aber ihre Besonderheiten nicht aus.

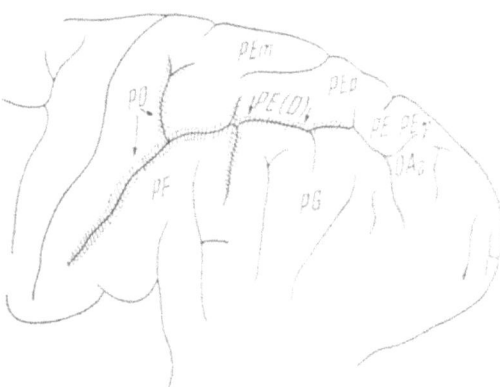

Abb. 13. Teil der Hirnkarte aus: „Die Cytoarchitektonik der Hirnrinde des erwachsenen Menschen."
v. *Economo* und *Koskinas*.

Nach den ausgedehnten und schönen Untersuchungen von *v. Economo* und *Koskinas* kann der Sulcus interparietalis cytoarchitektonisch nicht einer reinen Formation zugeteilt werden. Zum Sulcus postcentralis hin ist noch ein ziemlich reiner P D-Typ erkennbar, der dorsalwärts sich dem P E-Typ nähert. Diese Übergangsbildungen nennen *v. Economo* und *Koskinas* vorderhand P E D, „bis man sie durch andere Methoden (Myeloarchitektonik oder Fibrilloarchitektonik) besser unterscheiden kann". Diese Formation überzieht im Sulcus interparietalis, beide Wände bedeckend, die obere, zum Lobulus parietalis superior, und die untere, zum Gyrus circumflexus gehörige bis in die Gegend des Sulcus intermedius primus *(Jensen)* und sogar noch weiter. Die Nebensulci des Sulcus interparietalis, die sich in den Lobulus parietalis superior hineinziehen, sind ebenfalls mit der Formation P E D ausgekleidet. (Abb. 13).

Der hintere Teil des Lobulus par. inf. (der Gyrus ang.) zeigt in gewissem Sinne einen reinen P E-Typ. In diesem caudalen Gebiete nun, nach hinten von der *Jensen*schen Furche ist es wegen der Ähnlichkeit wieder schwer, das Ende von P E (D) zu bestimmen. Man könnte es auch bis zum Occipitallappen ziehend in manchen Fällen annehmen.

Auch *E. Gerhardt* (1940) kommt auf Grund außerordentlich eingehender Studien an Serienschnitten zu der Ansicht, daß die Eigenarten von 71 s, einem Feld, das die Vorderwand und den Fundus des Sulcus postcentralis sowie die frontalen Nebenfurchen einnimmt, sich auch in der Hinterwand vom Sulcus postcentralis in dem Sulcus interparietalis, im vorderen Teil sehr deutlich (im Bereich von Feld 86 und 87), im hinteren Teil weit weniger deutlich, wiederfinden.

Diese Formation 71s wird folgendermaßen charakterisiert: ,,Breite, straffe Radienanordnung bei relativ lockerer Nervenzellanordnung, scharfe Schichtengrenzen, gut aufgehellte III^2 und V^2, relativ viele, große, breitgeformte Pyramidenzellen in III^3, vereinzelt auch in V." Ferner beschreibt *E. Gerhardt*, daß in der Unterlippe des Sulcus interparietalis (Feld 88—90) häufig Annäherungen an die Felder der Oberlippe (86 bzw. 85) vorliegen. Sie bestehen darin, daß der in 88—90 breitere Rindenquerschnitt hier schmaler ist, besonders in der I. und III. Schicht, und daß die horizontale Schichtung betonter ist als in 88—90. Die Beschreibung der Felder 86—85 deckt sich weitgehend mit der der Areale P D und P E von *v. Economo* und *Koskinas*. Caudalwärts von 86 findet *E. Gerhardt* ein Feld, das sie mit 85 (86) bezeichnet mit stellenweise größeren Pyramidenzellen in der Schicht V^1, so daß dieses Feld einen Übergang zwischen 86 und 84 darstellt: während in Feld 86 noch die Pyramidenzellen das Bild beherrschen, nehmen, je weiter man occipitalwärts fortschreitet, die Körnerzellen zu (85). Charakteristisch für die Felder, die dem P E D-Typ von *v. Economo* und *Koskinas* entsprechen, ist nach *E. Gerhardt* ,,die breite, recht eindringliche radiäre Anordnung trotz lockerer Nervenzellanordnung mit größeren Pyramidenzellen in III^3, teilweise auch in V und nicht stärkerem Granulareichtum als in den an der Oberfläche gelegenen Nachbarabschnitten bzw. Nachbarfeldern".

Unserer Arbeit legen wir die Einteilung von *v. Economo* und *Koskinas* zugrunde. Zum besseren Verständnis des Mischfeldes P E D bringen wir zunächst die Beschreibung der Felder P E und P D nach *v. Economo* und *Koskinas*.

P D, entspricht *Brodmann* Feld 2.

Hauptkennzeichen: Mehrreihige Lage großer Pyramidenzellen in der III c-Schicht. Die Dicke der Rinde beträgt 1,8—2,0 mm, sie ist mittelbreit.

Das Stratum moleculare (I) ist eher schmal, relativ zellreich.

Das Stratum granulosum externum (II) ist mittelbreit und zelldicht. Es enthält meist Körner.

Das Stratum pyramidale (III) ist sehr breit, sehr zellreich und gliedert sich in 3 Unterschichten. In IIIa sieht man kleine, in IIIb mittelgroße Pyramidenzellen. Am prägnantesten ist III c ausgebildet. Es ist sehr zelldicht und enthält zu mehreren Reihen dicht übereinander angeordnet meist große Pyramidenzellen.

Das Stratum granulosum internum (IV) ist sehr zelldicht und besteht meist aus Körnerzellen und nur wenigen dreieckigen kleinen Elementen.

Das Stratum ganglionare (V) ist schmal und zellarm, so daß es als lichter Zellstreifen imponiert. Es zeigt meist recht kleine Pyramidenzellen und nur vereinzelt größere Exemplare.

Das Stratum multiforme (VI) gliedert sich in 2 Unterteile:

a) der obere ist schmal, aber ziemlich zelldicht; er enthält ungefähr zur Hälfte Spindelzellen, zur anderen Hälfte kleine Pyramidenzellen,

b) der untere ist wesentlich zellärmer und geht nicht scharf ins Mark über.

P E, entspricht *Brodmann* Feld 7.

Hauptkennzeichen: Rinde mit breiten Körnerschichten, einem lichten Streifen in der Lamina ganglionaris und deutlicher radiärer Streifung. Die Dicke der Rinde beträgt 2,6—3,0 mm:

I Mittelbreit, zellarm.

II Dicht gefügt, setzt sich meist aus Körnerzellen zusammen.

III 3 Unterschichten: a) enthält die kleinsten, c) die größten Pyramidenzellen, die jedoch nicht jene Größe und Zelldichtigkeit erreichen wie in P D. Scharfe Grenze gegen IV.

IV Sehr breit, läßt 2 Unterschichten erkennen, die äußere lockerer gefügte a) und die innere b) mit vielen triangulären Zellen. In der IV b kann man wiederum eine äußere dichtere b_1 und eine innere lockerere b_2 unterscheiden.

V Zerfällt in eine zellreichere und relativ zellgroße äußere Va und lichtere zellkleinere und zellärmere Vb, die als lichter Streifen imponiert. Die Lamina gangl. enthält abgesehen von den Areae der hinteren Zentralwindung die größten Zellen im Parietalhirn.

VI Gliedert sich in die lockere äußere VIa_1 und die innere dichtere VIa_2. Beide besitzen große Spindelzellen; VI_b ist locker gefügt und enthält kleinere Spindelzellen. Scharfe Grenze gegen das Mark.

Im hinteren Abschnitt der Oberlippe fällt regelmäßig noch eine Variante der Area P E auf, die durch das Auftreten vereinzelter sehr großer Pyramidenzellen in der IIIc und besonders in der V. Schicht gekennzeichnet ist (Area parietalis superior posterior gigantopyramidalis): P Eγ.

Die Area P E und P D unterscheiden sich also hauptsächlich und leicht erkennbar durch folgende Merkmale:

1. Die Mehrzelligkeit und Zellgröße in der IIIc-Schicht ist *charakteristisch für P D*. In P E ist diese Schicht nicht zu einer so dichten eigenen Zellage geordnet.

2. Die Unterteilung der IV. Schicht in eine äußere locker gefügte und eine innere mit vielen triangulären Zellen, in der man wiederum eine äußere, dichtere b_1 und eine innere lockere b_2 unterscheiden kann, *zeichnet P E aus*. Durch die lockere Fügung der IVa-Schicht scheint die dichte IIIc-Schicht gleichsam frei über der IV. Schicht zu schweben.

3. Die V. Schicht ist bei P D nicht scharf ausgeprägt, ziemlich hell und enthält vereinzelt größere Pyramidenzellen. Bei P E dagegen ist diese Schicht um ein Viertel breiter, deutlich in eine zellreichere äußere und eine zellärmere innere Schicht unterteilt.

Das Feld P E D stellt also eine Mischung zwischen dem Rindentyp 2 und 3 dar, d. h. zwischen dem frontalen und dem parietalen Bautypus. Der frontale Bautyp ist ausgezeichnet durch große, wohlgeformte und wohlgeordnete Pyramidenzellen in der III. und V. Schicht; die Schichten II und IV sind deutlich, aber nicht sehr dicht, die Körnerzellen sind meist dreieckig und mit kleinen Pyramidenzellen durchsetzt. Bei dem parietalen Bautyp haben die beiden Körnerschichten erheblich an Ausdehnung zugenommen, die Zellen sind richtige runde Körnerzellen, die Pyramidenzellen in der III. und V. Schicht sind kleiner, zahlreicher und weniger gut geordnet.

Die myeloarchitektonischen Felder stimmen mit den cytoarchitektonischen weitgehend überein. Der Teil des oberen Scheitellappens, der ungefähr dem P E D von *v. Economo* und *Koskinas* entspricht, wird von der Area 86 nach *Vogt* eingenommen. Diese Area ist euradiär, d. h. die radiären Markstrahlen verlaufen bis an die äußere Grenze von IIIb, und propestriata, d. h. die beiden *Baillarger*schen Streifen sind deutlich voneinander getrennt. Interessant ist nun, daß die beiden *Baillarger*schen Streifen von dorsal nach ventral immer mehr aufeinander zu laufen, so daß das angrenzende Feld (87) nur einen einzigen Streifen, = unitostriär, besitzt, bis die Area 88 dann astriär ist.

Die Fasern in der I. Schicht des unteren Scheitellappens scheinen etwas weniger reichlich zu sein als in der I. Schicht des oberen Scheitellappens.

Nach *Vogt* ist der untere Scheitellappen euradiär; ferner ist er dyscingulär, d. h. die II. Schicht enthält ebenfalls Markfasern, so daß sie sich von der I. nicht deutlich abhebt.

Während nun das obere Scheitelläppchen bistriär ist, zeigt das untere Scheitelläppchen beinahe keine Streifen, da sowohl die V. Schicht als auch der obere Teil der VI. Schicht viele Markfasern enthält und die *Baillarger*schen Streifen nicht durch Kontrast hervortreten können. Der Gyrus circumflexus ist fast astriär und euradiär, wobei die vordere Hälfte faserreicher ist als die hintere. Der Gyrus angularis ist beinahe unistriär dadurch, daß der obere *Baillarger*sche Streifen etwas hervortritt.

Gegenüber der von *v. Economo* und *Koskinas* erwähnten Unmöglichkeit einer genauen cytoarchitektonischen Gliederung des Mischfeldes P E D ergeben sich angioarchitektonisch gerade hier nach *Pfeifer* charakteristische Bilder. Die angioarchitektonische Gliederung ermöglicht wie die Cytoarchitektonik die Einteilung der Großhirnrinde in Areale. In mehreren Arealen finden sich Gefäßeigentümlichkeiten, so daß man sie durch ihre besondere Gruppierung der Gefäße unterscheiden kann. Aus den örtlichen Verschiedenheiten der Vascularisation können Schlüsse auf die Höhe der Differenzierung der Versorgungsgebiete gezogen werden. *Pfeifer* hat eine Hirnkarte auf angioarchitektonischer Grundlage für den Macacus rhesus aufgestellt. Entsprechende Untersuchungen am menschlichen Gehirn sind noch im Gange. Für die biologische Deutung der Cytoarchitektonik seien die größten Korrekturen zu erwarten, vor allem würde die rein subjektive Beurteilung der cytoarchitektonischen Gliederung durch die biologische Betrachtung objektiviert werden können. So bestätigt die Angioarchitektonik, daß die Großhirnrinde kein einheitliches Organ, sondern eine Vielheit von Organen ist. „Nimmt man das funktionstragende Parenchym, die Nervenzelle, als Träger der Begabung, so ist das Gefäßsystem Substrat der Leistung."

Zu unseren Untersuchungen ist folgendes zu bemerken:

Zu der histologischen Untersuchung waren früher zwei Färbungen nötig: 1. zur Darstellung der Nervenzellen eine Cresylviolettfärbung nach *Nissl*, 2. zur Darstellung der Fortsätze bzw. deren Markscheiden eine Färbung nach *Heidenhain* am Paraffinschnitt oder nach *Weigert-Kultschitzky* am Celloidinschnitt. Diese Bilder erlauben eine Einteilung der

Schichten einmal nach der Nervenzellanordnung, zum andern eine nach der Anordnung der Fortsätze. Für unsere cytoarchitektonischen Forschungen benutzen wir die Silberimprägnationsmethode von *de Crinis*, die sowohl Fortsätze wie Zellen in *einem* Bild klar zur Darstellung bringt. Für die mikroskopische Untersuchung wurden sofort nach der Sektion und der makroskopischen Beschreibung kleine, etwa $^1/_2$ cm dicke Blöcke aus den vorhandenen Querwindungen, bzw. Brücken des Sulcus interparietalis herausgeschnitten und mit einer Schnittdicke von 20 μ nach dieser Silberimprägnationsmethode bearbeitet.

Die Technik der Silberimprägnationsmethode nach *de Crinis* gestaltet sich folgendermaßen: Ein frisches, nicht zu großes Gehirnstück, $^1/_4$—1 cm dick, wird in eine 25%ige wässerige Lösung von Chinin. bihydrochloricum auf 2—4 Tage gelegt. Hierauf kommt es nach $^1/_2$ bis mehrstündigem Wässern in fließendem Wasser in eine 10% Formollösung und bleibt hier 3—10 Tage. Nach der Härtung in dieser Formollösung werden Gefrierschnitte, von 20 μ Dicke, angelegt. Diese werden 12 bis 24 Stunden unter mehrmaligem Wechseln in Aqua destillata gewässert. Jetzt können die Schnitte (meist über Nacht) in eine 5—10%ige Lösung von Silbernitrat eingelegt werden und bleiben hier vor Licht geschützt 12—24 Stunden, möglichst bei gleichbleibender Temperatur (Brutschrank von 20°). Aus dem Silbernitrat kommen die Schnitte ganz kurz durch Aqua bidestillata in eine reduzierende Lösung, deren Stammlösung folgende Zusammensetzung hat:

Hydrochinin	10,0
Formol	10,0
Aqua. dest.	400,0.

Die Stammlösung wird 1 : 5,1 : 10,1 : 20 verdünnt und dann erst gebraucht. Die Stärke der Verdünnung versucht man am besten an einem Schnitt unter Kontrolle des Mikroskops. Die Reduktion wird ebenfalls unter dem Mikroskop verfolgt und ist meist nach 5—10 Min. vollständig. Wenn die Reduktionsflüssigkeit grau wird, wechselt man sie am besten. Die Schnitte kommen wieder auf kurze Zeit in Wasser und darauf zur Differenzierung in 5—10%ige Fixiernatronlösung. Je nach der Stärke ihrer Färbung bleiben sie hier eine bis mehrere Stunden, bis der Untergrund einen hellen Ton erreicht hat, auf dem sich die Zellen und Fortsätze kontrastreich abheben. Nach längerem Aufenthalt in destilliertem Wasser, mindestens $^1/_4$ Stunde, wobei man das Aqua dest. am besten einmal wechselt, werden die Schnitte in 96% Alkohol gelegt und können hier beliebig lange verweilen, 8—24 Stunden, da der Alkohol weiter reduzierend wirkt und am Schnitt sonst keine Veränderung zu befürchten ist. Nach der Entwässerung in absolutem Alkohol kommen die Schnitte in Carbolxylol, werden hier aufgehellt, auf den Objektträger aufgezogen und nach Aufenthalt in Xylol in Canadabalsam eingebettet.

Unsere Untersuchungen über die Cytoarchitektonik des Parietallappens sind aber noch nicht abgeschlossen. Es wird Thema einer späteren Arbeit sein, eine genauere cytoarchitektonische Einteilung aufzustellen. Wir haben unsere cytoarchitektonischen Untersuchungen an beiden Hemispären angestellt um zu erfahren, ob ein Unterschied im Zellaufbau vorliegt. Sowohl in bezug auf die Zellgröße und Anordnung der Zellen als auch auf die Breite der Schichten konnten wir keine Unterschiede feststellen.

Die Abb. 14, 15, 16 zeigen die vordere und mittlere Querwindung der Oberlippe und die vordere Querwindung der Unterlippe. Sie zeigen den Mischtyp P D E.

In der hinteren Querwindung der Oberlippe (Abb. 17) fällt die IIIc-Schicht wegen ihrer vereinzelten sehr großen Pyramidenzellen auf.

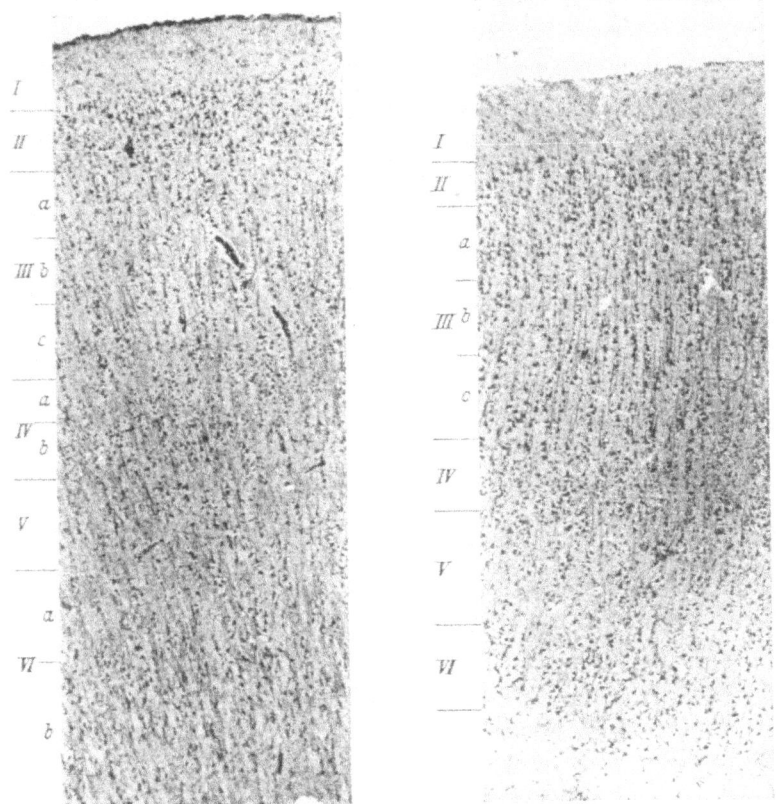

Abb. 14. Vordere Querwindung der Oberlippe. Übersichtsbild. Vergrößerung 40fach.   Abb. 15. Mittlere Querwindung der Oberlippe. Übersichtsbild, Vergrößerung 40fach.

Besonders hervorstechend fanden wir in der Va-Schicht große Pyramidenzellen, die mit ihrem Spitzendendriten weit bis in die IV., ja bis in die III. Schicht hineinreichen. Diese hintere Querwindung der Oberlippe ist wohl von *v. Economo* und *Koskinas* als P E γ beschrieben worden, als Variante des P E-Typ.

Im Gegensatz dazu gibt Abb. 18 einen Schnitt aus der hinteren Querwindung der Unterlippe wieder.

Auffallend ist hier die starke Ausprägung der IV. Schicht, die zwar schmal, aber sehr zelldicht ist. Hier macht sich bereits die Nachbarschaft des Occipitallappens bemerkbar. Die Rinde ist zwar noch so breit wie in den vorderen und mittleren Querwindungen, aber zellreicher, insbesondere

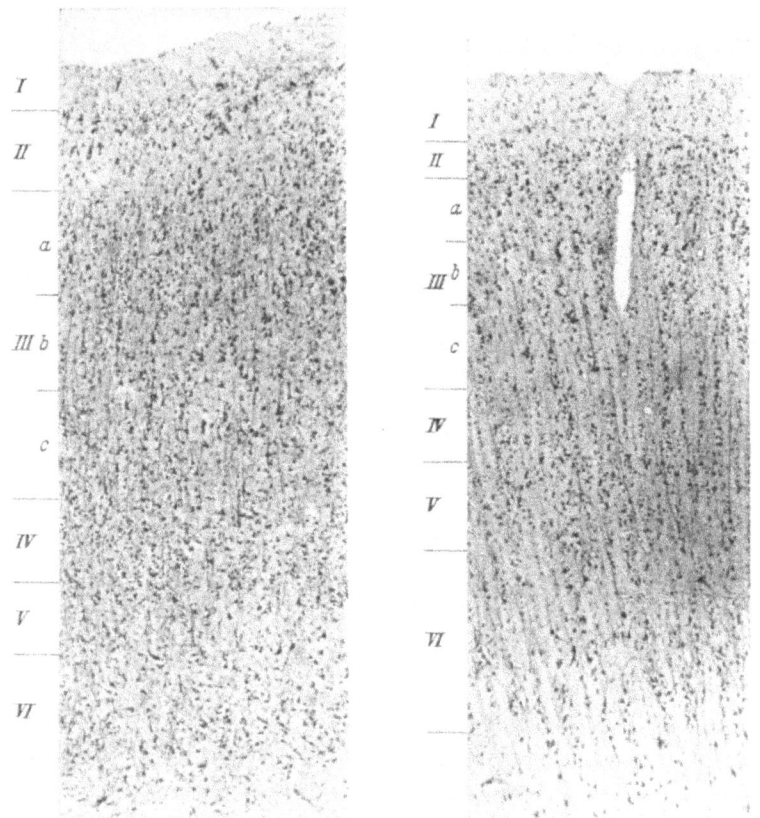

Abb. 16. Vordere Querwindung der Unterlippe. Übersichtsbild. Vergrößerung 40fach.

Abb. 17. Hintere Querwindung der Oberlippe. Übersicht. Vergrößerung 40fach.

imponiert in der IV. Schicht der größere Körnerreichtum. Die III. Schicht enthält noch große Pyramidenzellen, aber die V. Schicht ist auffallend zellarm und bei größerem Gesichtsfeld als heller Streifen deutlich sichtbar. Sie enthält durchschnittlich kleinere Elemente als die VI. Schicht, nach *v. Economo* und *Koskinas* ein Kennzeichen der occipitalen Formationen.

Über die Struktur der operkularisierten Querwindungen und interparietalen Brücken ist in der Literatur nichts bekannt geworden.

Bei Betrachtung der operkularisierten Querwindungen zeigen sich gegenüber den umgebenden Querwindungen keine deutlichen Unterschiede. Die Abb. 19 stellt eine operkularisierte Querwindung aus dem hinteren Anteil der Unterlippe dar.

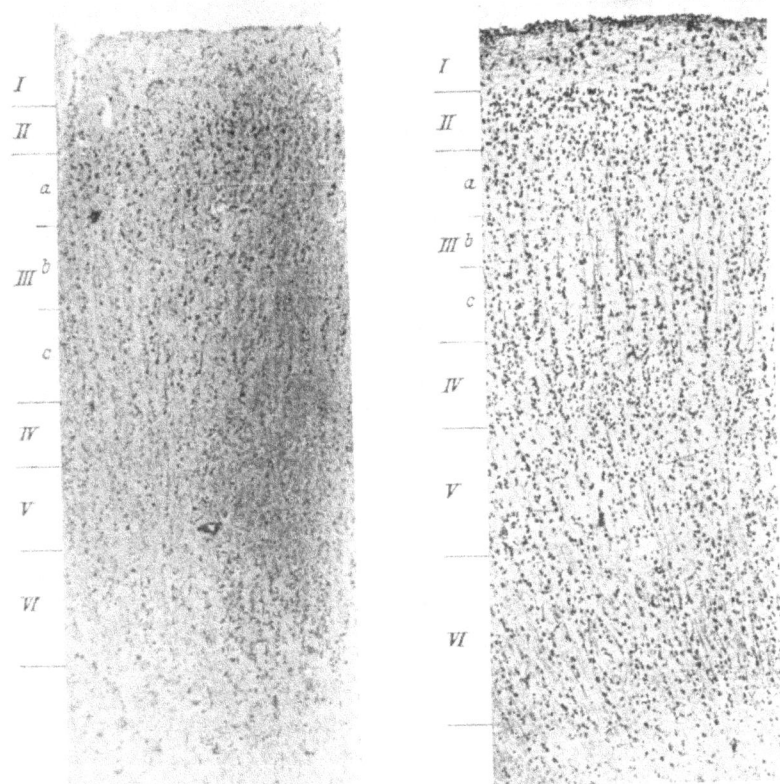

Abb. 18. Hintere Querwindung der Unterlippe, Übersicht, Vergrößerung 40fach.　　Abb. 19. Operkularisierte Querwindung hinten, Unterlippe, Übersicht, Vergrößerung 40fach.

Die Rinde ist hier ebenso breit wie in der Umgebung, gleichfalls ist das Verhältnis der einzelnen Schichten zueinander unverändert. Die Pyramidenzellen sind wohlausgebildet mit langen Fortsätzen, auch die übrigen Zellen zeigen keinerlei Besonderheiten. Entsprechend der Lage in dem hinteren unteren Teil des Sulcus interparietalis ist die starke Ausbildung der beiden Körnerschichten besonders auffallend. Das gleiche gilt von den interparietalen Brücken.

Abb. 20 zeigt eine Brücke in ihrem unteren Anteil aus dem hinteren Abschnitt des Sulcus interparietalis. Entsprechend der Lage herrschen die Körnerschichten vor (II. und IV. Schicht). Bei den übrigen interparietalen Brücken in unserem Material finden sich die Verhältnisse der umgebenden Querwindungen wieder. Soweit wir auf Grund der geringen Anzahl von untersuchten operkularisierten Querwindungen und interparietalen Brücken überhaupt schon eine Zuteilung vornehmen können, möchten wir doch annehmen, daß in diesen Bildungen kein Unterschied gegenüber der Umgebung in bezug auf die Cytoarchitektonik besteht.

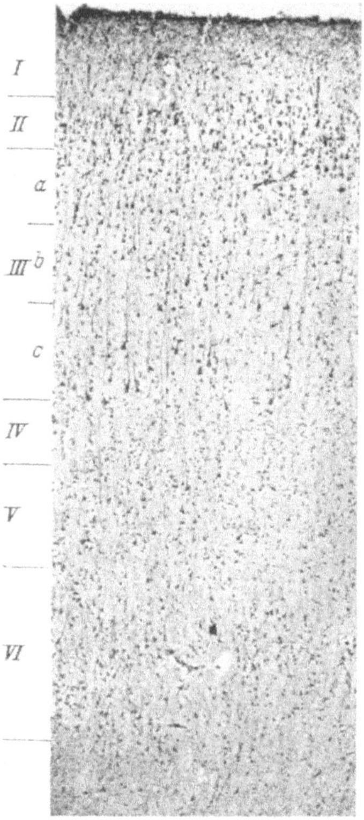

Gesetzmäßig weist der Sulcus interparietalis noch folgende Besonderheiten auf: In der Wand der Oberlippe fand *de Crinis* in der IV. und in der V. Schicht große Pyramidenzellen, deren Hauptfortsätze sich nahe dem Zelleib in zwei gleich starke Äste verzweigen. Mit diesen Ästen umfassen sie Körner- oder auch Ganglienzellen. Deshalb nennt sie *de Crinis* „Umfassungszellen". Eine zweite Eigenart zeichnet die Oberlippe noch aus: in der VI. Schicht, dem Stratum „multiforme", in dem gewöhnlich spindelförmige Zellen liegen, deren Spindelspitzen je einen Fortsatz entsenden, einen zur Außenfläche senkrecht emporsteigend und einen zweiten, der sich innerhalb der VI. Schicht ausbreitet, hat *de Crinis* eigenartige Zellen als „Zirkelzellen" beschrieben. Bei diesen verläuft wohl der eine Fortsatz senkrecht zur Oberfläche, ein zweiter aber geht in einem Winkel von 90° vom Zelleib ab. Dieser ist kürzer als der erste, aber bedeutend stärker als die übrigen. Der Zelleib bildet gewissermaßen den Scheitelpunkt der ausgespannten Zirkelbranchen. Zwischen beiden Fortsätzen liegen wieder andere, meist Körnerzellen.

Abb. 20. Interparietale Brücke, unterer Anteil hinten. Übersicht. Vergrößerung 40fach.

Die gleichen Umfassungszellen, die mit den Zirkelzellen wahrscheinlich in morphologischer Verwandtschaftsbeziehung stehen, fand *de Crinis* noch im Gyrus postcentralis. Auch in unserem Material finden sich in der Oberlippe diese Zellen wieder. Die Abbildung 21 zeigt eine Ganglienzelle der V. Schicht, von deren Zelleib direkt zwei starke Dendriten ausgehen und Körnerzellen umfassen — Umfassungszelle.

Sulcus interparietalis.

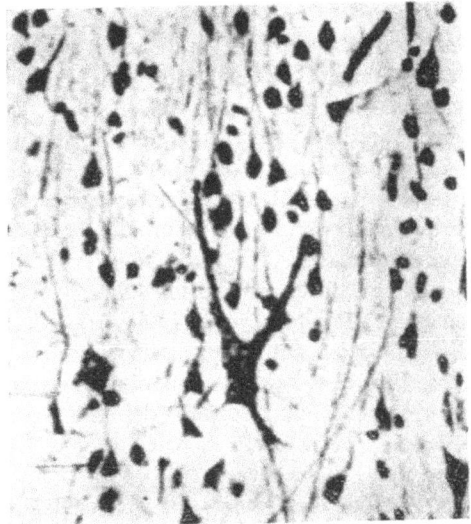

Abb. 21. Umfassungszelle der V. Schicht. Vergrößerung 350fach.

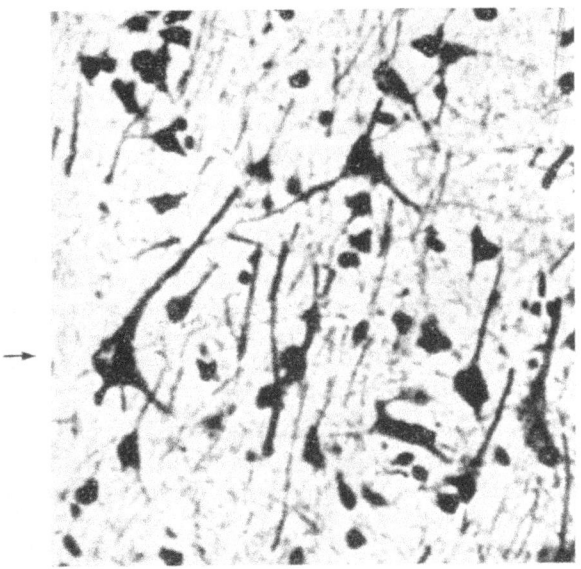

Abb. 22. Zirkelzelle der VI. Schicht. Vergrößerung 350fach.

Die Abb. 22 gibt eine Zirkelzelle der VI. Schicht aus der Oberlippe wieder. Auffallend ist ferner die deutliche Vergrößerung gegenüber den übrigen Spindelzellen.

Physiologie.

Im Sinne der progressiven Cerebralisation (worunter *v. Economo* die Zunahme der höheren Differenzierung und qualitative Weiterentwicklung des Gehirns innerhalb einer eigenen Stammesreihe versteht) entwickelt sich der Parietallappen beim Menschen gewaltig und beeinflußt dadurch weitgehend die ganze Form des Gehirns. Noch beim Affen äußerst klein gewinnt er beim Menschen eine unerhörte Ausdehnung auf Kosten der Sinnesfläche für den Gesichtssinn, der Area striata, die von der lateralen Oberfläche auf die mediale zurückgedrängt wird, um Platz zu machen für die parietalen Bildungen, die den höheren intellektuellen Funktionen beim Menschen dienen. Damit erklären sich auch die großen individuellen Schwankungen im anatomischen Bild.

Flechsig hat, wie bereits erwähnt, die Hirnrinde nach der frühen oder späten Markreife eingeteilt; die Gebiete, die ihr Mark schon vor der Geburt erhalten, bezeichnet er als Primordialzentren. Ein solches nimmt er in der Wandung des Sulcus interparietalis an (Feld 13) und in dem hinteren Teil der Oberlippe ein Gebiet, das sich vielleicht mit P E γ von *v. Economo* und *Koskinas* deckt. Der Sulcus interparietalis wäre als der phylo- und myelogenetisch älteste Anteil des Scheitellappens anzusehen, um den als Sinnesphäre herum sich nach den Untersuchungen *Flechsigs* die Intermediärgebiete legen. Als Intermediärgebiete bezeichnet *Flechsig* die Teile, die ihr Mark im Laufe der ersten Lebensmonate erhalten. Dabei macht *Flechsig* einen Unterschied zwischen dem vorderen und dem hinteren Teil des oberen Scheitellappens: der vordere Teil (Feld 16) erhält sein Mark etwas früher als der hintere (Feld 21).

In den Intermediärgebieten sollen die Erinnerungsbilder der Sinneseindrücke aufgestapelt werden. Schließlich kommen als die Terminalgebiete von *Flechsig* jene Gebiete dazu, die am spätesten markreif werden, nach Ablauf des 1. extrauterinen Monates. Diese stellen nach *Flechsig* die Assoziationsfelder dar. In diesem Assoziationszentrum verknüpfen sich die Vorstellungen äußerer Objekte und Wortklangbilder zu dem positiven Wissen. Auf Grund eingehender Untersuchungen verlegt *J. Retzius* in das parietale Assoziationszentrum die mathematische Begabung.

Mit dem Primordialgebiet von *Flechsig* will *E. Schmith* sein „sensoryvisual band" identifizieren. Beide lokalisieren hier Sinnesfunktionen. Dieses „sensory-visual band" erstreckt sich von dem Gyrus postcentralis längs des Sulcus interparietalis bis zur Occipitalgegend und weist mit beiden Nachbargebieten in seinem cytoarchitektonischen Bau Ähnlichkeiten auf. Das bedeutet, übertragen auf die Sinnesphysiologie, Ähnlichkeit mit dem Zentrum des Tastsinnes und des Gesichtssinnes. Daraus lassen sich, wie später beschrieben werden wird, die klinischen Erfahrungen in Einklang bringen. Außerdem ist es möglich, daß das Feld 86 von *Vogt* ebenfalls mit dem „sensory-visual band" übereinstimmt. Unabhängig von *Flechsig*, *Smith*, *Brodmann* und *Vogt* kamen *v. Economo* und

Koskinas zu ihren Ergebnissen, daß der Sulcus interparietalis von einem einzigen Gebiet bis auf kleine Abweichungen eingenommen wird.

Nun findet *de Crinis* in der Oberlippe Spezialzellen, wie sie charakteristisch sind auch für andere sensorisch-sensible Rindengebiete.

Es liegt also die Vermutung nahe, daß wegen der frühen Myelinisierung, der einheitlichen Struktur und des Vorkommens von Spezialzellen der Sulcus interparietalis ein sensibel-sensorisches Zentrum darstellt, ein Zentrum, das sich zwischen den drei für den Menschen bedeutendsten sensorischen Zentren ausbreitet, dem Zentrum des Tastsinnes, des Gehörs und des Gesichtssinnes. Wegen der Nachbarschaft dieser Zentren ist es schwer, an Hand von klinischen Befunden eine Lokalisation der Störungen vorzunehmen. Denn häufig werden die Occipitalregion und die Temporalregion mit in die Störungen einbezogen.

Für das obere Scheitelläppchen lassen sich noch keine genauen physiologischen Funktionen angeben. Von dem dorsalen Teil des oberen Scheitellappens erhielten *C.* und *O. Vogt* schwer erregbare Augenbewegungen, die vom Kältenystagmus nur wenig beeinflußbar sind, von dem ventralen Teil komplexe Bewegungen der Hand mit sekundären Adversivbewegungen.

Auch die Funktionen des unteren Scheitelläppchens sind nicht ganz eindeutig geklärt. Erschwert ist die Erforschung der Funktionen besonders deshalb, weil die Ergebnisse der Versuche am Affen auf den Menschen nicht übertragbar sind, da der ganze untere Scheitellappen des Menschen kein Analogon beim Affen besitzt. Reizphysiologische Untersuchungen am Menschen haben keinen motorischen Effekt ausgelöst. So stützen sich die Lokalisationen nur auf pathologische Erscheinungen.

Als Ausdruck parietaler Läsionen gilt im allgemeinen das *Gerstmann*sche Syndrom: Fingeragnosie, Agraphie, Rechts-Links-Störung, Akalkulie, Alexie und Apraxie. Außer diesen Symptomen findet man halbseitige Störung der Sensibilität (Störungen des Muskelsinnes), Hemiparese, halbseitige Muskelatrophie. *Pitha* sah bei Tumoren des Parietallappens Atrophien im Arm, besonders in den kleinen Handmuskeln, in einem Fall auch im Bein, Störungen in der Innervation der Augenbewegungen, Déviation conjuguée, Hemianopsie, optische und amnestische Aphasie, Sensibilitätsstörungen *(Pick)*, Astereognosie, Agrammatismus, Störungen im vestibulären System, Brady- und Akinesie mit psychischen Ausfällen. *Klein* ist der Meinung, daß bei allen diesen Störungen die Hand in den Mittelpunkt der Betrachtung gestellt werden muß. Als nicht konstant und nur als Ausdruck einer Schädigung der Assoziationsfaserbeziehungen sind anzusehen: Agrammatismus, Leitungsaphasie, Farbnamenamnesie, Dysmetrie, spontane und reaktive Automatoseerscheinungen. Die Agnosie, die im hinteren Teil des Parietallappens lokalisiert wird und die *Gerstmann* auf die Finger bezieht, dehnen von *Stockert, Conrad* u. a. auch die Zehen, Schultern und Gesichtsteile aus.

In den hinteren Teil des Parietallappens verlegt *Lange* die Richtungsstörung im Raum und *Ehrenwald* auch in der Zeit. *Conrad* lokalisiert hier das Ordnen von Zusammenhängen nach kausalen Gesichtspunkten. *v. Stockert* meint, daß die Grundstörung bei der Vielheit der Krankheitsbilder im wesentlichen eine Ordnungsstörung ist, die Unfähigkeit der räumlichen, zeitlichen und kausalen Gliederung, die praktisch in einer „Behinderung aller Darstellungsfunktionen" in Erscheinung tritt.

Im oberen Parietallappen nimmt *Foerster* an, daß, ähnlich wie bei dem Gyrus postcentralis, sensible Leitungsbahnen ausstrahlen, denn er beobachtete beim Menschen nach elektrischen Reizungen vor den tonisch-klonischen Krämpfen der kontralateralen Extremität eine sensible Aura mit Parästhesien oder Schmerzen in den kontralateralen Extremitäten, auch häufig Leibschmerzen. Bei stärkeren Reizen sah er auch Drehbewegungen der Augen, des Kopfes und des Rumpfes nach der Gegenseite, ohne daß es möglich wäre, dort eine Lokalisation der Lage der Körperteile wie beim Gyrus postcentralis anzugeben. „In ihm ist die gesamte kontralaterale Körperhälfte und in beträchtlichem Grade auch die homolaterale Körperhälfte vertreten." In dem vorderen Teil des oberen Parietallappens, dem Feld 7a von *Brodmann* sieht *Morselli* Störungen hinsichtlich der Richtung der Bewegungen, ähnlich denen bei Kleinhirnschädigung und Störungen der Selbstkontrolle der Bewegungen bei geschlossenen Augen, Asynergien, Störungen des Ruhetonus der Muskeln und feine Veränderungen der Lagesensibilität.

Im unteren Parietallappen haben nach *Foerster* Rindenverletzungen keinerlei sensible Störungen zur Folge.

Herde im Gyrus circumflexus rufen meist dieselben Erscheinungen hervor wie die im Gyrus angularis. Die Astereognosie tritt bei Läsionen beider Felder auf, ebenso Störungen des Muskelsinnes und Lokalisationsstörungen, stärker allerdings bei Herden im Gyrus circumflexus. Die Agraphie wird ausgelöst durch Herde im Gyrus angularis, aber auch durch solche im Gyrus circumflexus. *Redlich* und *Nothnagel* stellen als ziemlich sicher hin, daß der Muskelsinn sein Zentrum im unteren Parietallappen hat, besonders im Gyrus circumflexus. Läsionen des ganzen unteren Scheitelläppchens lösen ideatorische Apraxie aus. *Gordon* nimmt im Gyrus circumflexus ein trophisches Zentrum an, von dem er als Schädigung ein lokalisiertes Ödem sah.

Ist vorzugsweise der Gyrus angularis Sitz der Schädigung, so finden sich Alexie und Akalkulie und nach *Kleist* konstruktive Apraxie, die beiden letzten Symptome besonders bei Sitz in der linken Hemisphäre. *Pötzl* sieht in der déviation conjuguée die Eigenfunktion des Gyrus angularis.

Munk hebt hervor, daß bei Schädigung des Gyrus angularis das Gefühl für die Konvergenz der Augen verlorengeht, Akkommodationsstörungen auftreten und die richtige und genaue Einstellung der Augen in die Richtung des Lichtreizes nicht mehr möglich ist.

In der Gegend des Sulcus interparietalis selbst wurden Störungen im Noten- und Ziffernlesen beobachtet. Alexie, Störungen des Noten- und Ziffernlesens, Agraphie sind mit ihrer visuellen Komponente wahrscheinlich Teilerscheinung einer Schädigung der benachbarten optischen Region und durch gestörte Zusammenarbeit mehrerer Teile des Gehirns (linker gesamter unterer Parietallappen, Occipital- und Temporallappen und vielleicht auch rechter Hemisphäre) zustande gekommen.

Head hat an Hand von Schußverletzungen durch den unteren Scheitellappen und besonders des Gyrus angularis nominale Aphasie = Erschwerung des Begreifens der vollen Bedeutung der Worte und „semantic deffects" = Deutungsstörung von Dingen beschrieben.

Was den Sulcus interparietalis selber betrifft, zeigten sich, wie *Pötzl* berichtet, bei einem Erweichungsherd im linken Parietallappen apraktische Störungen. Diese Schädigung verlief längs des Sulcus interparietalis vom Gyrus angularis aus bis unter die hintere Zentralwindung nach vorne und unterbrach ventral und dorsal Balkenzüge, die vom oberen Parietallappen entstammten. Diesen Streifen nennt *Pötzl* interparietalen Markstreifen und hebt hervor, daß er nicht gleichzusetzen ist dem „sensory-visual band" von *Elliot Smith*, das er als interparietalen Rindenstreifen dem Markstreifen gegenüberstellt, denn der Rindenstreifen umfaßt nur die schmale Rinde, während der Markstreifen ein Markgebiet darstellt, das rinnenförmig ein mit besonderer Struktur ausgestattetes Rindengebiet umschließt. Das „sensory-visual band" hat zunächst keine andere Beziehung zu dem interparietalen Markstreifen als die der Nachbarschaft. Mikroskopisch ist die topographische Zugehörigkeit der geschädigten Leitungssysteme nicht immer eindeutig zu klären. Es ist aber als sicher anzunehmen, daß bei der Zerstörung des Markstreifens Balkenbahnen mitgeschädigt werden, die hauptsächlich im dorsalen Teil des Markstreifens vom oberen Parietallappen fast symmetrisch zur Gegenseite ziehen. Diese Ansicht vertrat auch *Liepmann* bei einer Zerstörung des interparietalen Markstreifens, die eine Apraxie auslöste.

Für die Entstehung der Apraxie hält *Pötzl* das Mitbefallensein der Marksubstanz erforderlich. Er will eine Apraxie „gleichgültig, welcher klinischer Unterform sie angehört, lokalisatorisch eindeutig auf eine Läsion des interparietalen Markstreifens beziehen, wenn sie

1. im klinischen Bild Anzeichen eines gestörten Gleichgewichtes der Wirkung optischer und taktiler Eindrücke enthält und

2. im klinischen Bild Anzeichen einer Unordnung zwischen motorischen Einstellungen verrät, die in der Norm dem Arm angehören und zwischen solchen, die in der Norm dem Bein zufallen."

Den Grund für die Verknüpfung beider Bilder sieht *Pötzl* in dem besonderen Entwicklungsgang der Lage und der Cytoarchitektonik des interparietalen Rindenstreifens.

Die Hemianopsie und die Tastlähmung bilden unter diesem Gesichtswinkel die beiden Extreme im Störungsmechanismus des interparietalen Rindenstreifens, die sich als visuelle und sensorisch wirkende Einflüsse zur Apraxie verbinden. Das *Gerstmann*sche Syndrom führt *Pötzl* auf eine Läsion des occipitalen Anteiles des Sulcus interparietalis zurück. Dieser Ansicht war auch *Gerstmann* selbst. *de Morsier* sah vestibulären Schwindel und visuelle Störungen bei einer Parietallappenschädigung durch eine Cyste. Er bezieht seine Beobachtungen speziell auf den Sulcus interparietalis, da die Cyste die Gegend des Sulcus interparietalis komprimierte, insbesondere die Felder 5b und 7a nach *Brodmann-Vogt*. Diese Lokalisation entspricht genau der, die durch faradische Reizungen der menschlichen Rinde durch *Foerster* bei Trepanierten gefunden wurde. Nach *Foerster* löst die Faradisation der Oberlippe des Sulcus interparietalis einen heftigen Schwindel aus mit der subjektiven Empfindung, daß die Gegenstände sich nach der Seite des Reizes drehen; deshalb haben dann die Patienten den Eindruck, sich selbst nach der entgegengesetzten Seite zu drehen. Dieses subjektive Gefühl sieht *de Morsier* als Beweis für das Vorhandensein eines vestibulären Rindenzentrums an. Die Schwindelanfälle können so stark sein, daß sie zur Benommenheit, ja bis zur Bewußtlosigkeit führen. *de Morsier* spricht deshalb von einer vestibulären Epilepsie.

Die Verbindung vom Labyrinth zu diesem vestibulären Rindenzentrum könnte 1. über den Nucleus ruber und Thalamus oder 2. auf dem Wege des Nervus cochlearis erfolgen. Beide Hypothesen schließen aber eine dritte nicht aus.

Was die Verbindung der parietalen Rinde bzw. der vestibulären Zentren mit anderen niedrigen Zentren betrifft, möchte ich erwähnen, daß von der parietalen Rinde ein Teil des Tractus parieto-ponto-cerebellaris entspringt, der in den Brückenkernen endigt und von dort bis zu den *Purkinje*schen Zellen des Kleinhirns geht. Auch ist theoretisch eine Verbindung des Kleinhirns und der vestibulären Kerne mit dem Parietallappen möglich durch den Tractus cerebello-tegmentalis mesencephali, der bis zum Nucleus ruber und von dort via Thalami bis zur Rinde zieht.

Zusammen mit Gleichgewichtsstörungen bei Verletzung des Parietallappens sah *de Morsier* auch bei einem anderen Fall visuelle Störungen in Form von Amblyopie und Amaurose für die Zeit des Anfalles und auch für die Zwischenzeit. Das Zusammentreffen von Schwindelanfällen und visuellen Störungen hat auch *Hoff* beschrieben, der experimentell durch Vestibularisreizung eine vorübergehende Amblyopie hervorrufen konnte. In einem Fall von traumatischer Schädigung der Parietalregion war den Anfällen eine visuelle Aura vorangegangen, mit einer Deformation der Gegenstände im Sinne einer Verbreiterung (Metamorphopsie). *Preßburger* und *Sommer* haben eine Einengung der Gesichtsfelder während der calorischen Reizung des Labyrinthes festgestellt. *de Morsier* fand auch bei einem Fall das öfter in der Literatur beschriebene Symptom der Cyanopsie und Mikropsie. Die Nähe der vestibulären corticalen Zentren und der visuellen Zentren erklärt, daß Labyrintheindrücke die Sehfunktion stören können.

Aus der Lokalisation der Störungen geht hervor, daß es sich bei der Entwicklung des Parietallappens um menschliche Neuerwerbungen handelt, die das materielle Substrat der höheren Intelligenz bedeuten und die sich auf die neuerworbenen Begriffszentren stützen. Diese Begriffszentren sind wohl durch die Spezifizierung früher undifferenzierter Zellen und Areae, die durch die Erziehung zu neuen Funktionsbereitschaften geführt wurden, entstanden. Solche Begriffszentren sind für den Menschen: das Lesezentrum, das Zentrum für die Deutung der Worte, die verschiedenen Handlungszentren, die Zentren der Rechts-Linksorientierung, des optischen Dingerkennens usw. Alle diese höheren Assoziationszentren bilden die Grundlage, die der Mensch in seiner modernen Entwicklung und zu seiner technischen Spezialisierung braucht. Diese vielfältigen feineren Spezialisierungen, zu denen die Stenotypie, die Telegrammsprache, das Partiturlesen gehören, und viele andere Konstellationsbewegungen, die für bestimmte technische Arbeiten unbedingt notwendig sind, haben vielleicht ihr übergeordnetes Zentrum im Parietallappen.

Zusammenfassung.

1. Bei der Betrachtung der äußeren Form des Sulcus interparietalis sehen wir in der überwiegenden Mehrzahl der Fälle 2—3 Querwindungen ausgebildet. Dabei ist zu bemerken, daß in der linken Oberlippe die hintere Querwindung ungefähr ebensooft ausgebildet ist wie die beiden vorderen, während in der rechten Oberlippe die hintere Querwindung seltener beobachtet wird. Auffallend sind ferner operkularisierte Querwindungen,

die in der Beschreibung von anderen Autoren bisher nicht berücksichtigt worden sind.

2. Außer den konstanten Querwindungen zeigt der Sulcus interparietalis in seinem Verlauf wie in der Ausbildung seiner Nebenfurchen eine starke Variabilität. Die interparietalen Brücken und die operkularisierten Querwindungen stehen in keinem gesetzmäßig erfaßbaren Zusammenhang zu den wohlausgebildeten Querwindungen und bevorzugen weder die eine noch die andere Hemisphäre.

3. An Hand unseres, bisher allerdings nur wenig umfangreichen, Materials kommen wir zu der vorläufigen Beobachtung, daß die operkularisierten Querwindungen und die interparietalen Brücken in ihrer Cytoarchitektonik ihrer nächsten Umgebung P E D gleichen.

4. Vom cytoarchitektonischen Standpunkt aus bestätigen wir die Angaben von *v. Economo* und *Koskinas*, daß der Sulcus interparietalis von einer cytoarchitektonisch einheitlichen Formation eingenommen wird.

5. Das Auftreten von Spezialzellen, die von *de Crinis* als „Umfassungs- und Zirkelzellen" beschrieben werden, unterscheidet dieses Areal von anderen im Scheitellappen und berechtigt zu der Annahme, daß der Sulcus interparietalis eine eigene cytoarchitektonische Struktur besitzt.

6. Solche Umfassungszellen fand *de Crinis* ebenfalls im Gyrus postcentralis, der, wie wir in dem Kapitel „Entwicklungsgeschichte" dargelegt haben, sich dem Sulcus interparietalis gleichartig entwickelt. Wir möchten aus diesem Grunde auch den Sulcus interparietalis der sensibel-sensorischen Region zurechnen.

7. Der Umstand, daß hier ein cytoarchitektonisch charakteristisches Areal vorliegt, wie wir festgestellt haben, und die Tatsache, daß *Flechsig* prämature Nervenfasern, die von dieser Stelle ausgehen, nachgewiesen hat, lassen den Schluß zu, daß es hier zu besonderen Leistungen sensibler Art kommt. Ein ganz sicherer Beweis ist jedoch hierfür noch nicht erbracht.

8. Da die Bahnen des Muskelsinnes zum Teil im Scheitellappen enden, ist der Gedanke naheliegend, daß auch der Sulcus interparietalis für besondere Leistungen des Muskelsinnes in Frage kommt.

9. Da sich ferner die Zellstruktur in dem Sinne und in dem Grade ändert, in dem man sich im Sulcus interparietalis einem anderen cytoarchitektonischen Nachbarfeld nähert, nehmen wir an, daß es sich hier um ein Übergangsfeld handelt, das die Verbindung zwischen den drei großen sensorischen Zentren herstellt.

10. Die anatomo-klinischen Beobachtungen lassen vorläufig noch keine Deutung der Physiologie des Sulcus interparietalis zu und sind zu ungenügend, um seine klinische Bedeutung voll festzulegen.

Literaturverzeichnis.

Brodmann, K.: J. Psychol. u. Neur. **2** (1905); **4—6** (1905); **10—12** (1907); **19** (1908). — *Crinis, M. de:* J. Psychol. u. Neur. **45**, H. 4/5 u. 6 (1933). — *Ecker, A.:* Die Hirnwindungen des Menschen. Braunschweig: F. Vieweg & Sohn 1869. — *v. Economo:* Wien. klin. Wschr. **1931** I. — *v. Economo* u. *Koskinas:* Die Cytoarchitektonik der Hirnrinde des erwachsenen Menschen. Berlin u. Wien: Springer 1925. — *Flechsig, P.:* Ber. Neur. Zbl. **1908**. — *Gerhardt, E.:* J. Psychol. u. Neur. **49** (1940). — *Jakob, A.:* Normale und pathologische Anatomie und Histologie des Großhirns. Berlin u. Wien: F. Deuticke 1927. — *Kappers, A.:* Vergleichende Anatomie des Nervensystems der Wirbeltiere und des Menschen. Haarlem: de Erven S. Bohn 1920. — *Klein, R.:* Nervenarzt **6** (1933). — Z. Neur. **185**. — *Kleist, K.:* Gehirnpathologie. Leipzig: Joh. Ambr. Barth 1934. — *Monakow, C. v.:* Gehirnpathologie. Wien: A. Hölder 1905. — J. Psychol. u. Neur. **17** (1911). — *Morselli:* Ref. Neur. Zbl. **1942**. — *Morsier, G. de:* Encéphale **88** (1938). — *Pansch, A.:* Die Furchen und Wülste am Großhirn des Menschen. Berlin: R. Oppenheim 1879. — *Pfeifer, R. A.:* Grundlegende Untersuchungen für die Angioarchitektonik des menschlichen Gehirns, 1930. — *Pitha, M. V.:* Ref. Neur. Zbl. **1937**. — *Pötzl, O.:* Z. Neur. **95** (1925). — *Rose:* Handbuch der Neurologie, Bd. I, Allgemeine Neurologie I, Anatomie 1935. Berlin: Springer 1935. — *Stockert, F. G. v.:* Fortschr. Neur. **14** (1942). — *Vogt, C.* u. *O.:* Das Nervensystem. In Handbuch der mikroskopischen Anatomie des Menschen, Bd. 4. 1928. — *Weinberg, R.:* Mschr. Psychiatr. **18**.

Lebenslauf.

Am 17. Februar 1913 wurde ich als Tochter des Betriebsleiters Willi Wunderlich und seiner Ehefrau in Berlin geboren. Nach 9 Schuljahren im Cecilien-Lyzeum Berlin-Lichtenberg ging ich in das Berlinische Gymnasium zum Grauen Kloster über und verließ die Anstalt 1932 nach bestandener Reifeprüfung, um Medizin zu studieren. Diesen Plan führte ich indes nicht aus, sondern trat in die photographische Abteilung des Lette-Vereins Berlin ein und bestand hier die staatliche Prüfung als technische Assistentin an medizinischen Instituten mit „Sehr gut". Das praktische Halbjahr zur Erlangung der staatlichen Anerkennung leistete ich in der Psychiatrischen und Nervenklinik der Charité Berlin ab. Vom 1. November 1934 bis 31. Dezember 1937 war ich in der Universitäts-Augenklinik Rostock und vom 1. Januar 1938 bis 31. Dezember 1939 in der Psychiatrischen und Nervenklinik der Charité, Berlin, als technische Assistentin tätig. Im 3. Trimester 1939 entschloß ich mich, Medizin zu studieren, und wurde am 21. November 1939 immatrikuliert.

Die ärztliche Vorprüfung bestand ich in Berlin am 28. April 1941 mit „Sehr gut". Die klinischen Semester verbrachte ich ebenfalls sämtlich in Berlin. Die ärztliche Prüfung legte ich am 5. Mai 1944 vor dem Prüfungsausschuß in Berlin mit dem Urteil „Sehr gut" ab. Die Bestallung als Arzt wurde mir mit der Geltung vom 5. Mai 1944 erteilt.

Für die freundliche Überlassung des Themas und des Materials danke ich meinem verehrten Lehrer, Herrn Professor Dr. *de Crinis,* der mich jederzeit mit seinem Rat unterstützte, ergebenst.

Liselotte Wunderlich.

GPSR Compliance
The European Union's (EU) General Product Safety Regulation (GPSR) is a set of rules that requires consumer products to be safe and our obligations to ensure this.

If you have any concerns about our products, you can contact us on

ProductSafety@springernature.com

In case Publisher is established outside the EU, the EU authorized representative is:

Springer Nature Customer Service Center GmbH
Europaplatz 3
69115 Heidelberg, Germany